BEI GRIN MACHT SICH IHR WISSEN BEZAHLT

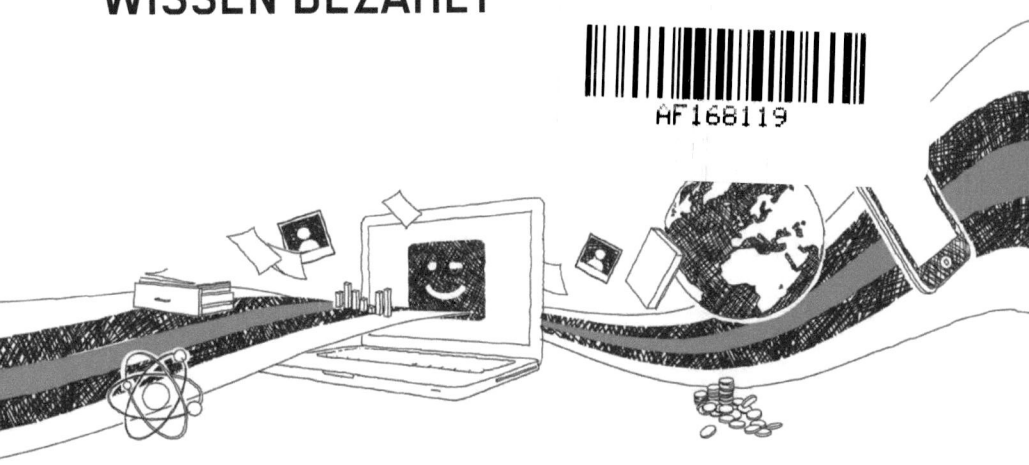

Rechtsextremismus im Arbeitsalltag von Pflegefachkräften. Unterrichtsmaterialien zur Sensibilisierung und Entwicklung von Handlungsoptionen

Stephanie Petry

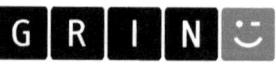

Bibliografische Information der Deutschen Nationalbibliothek:

Die Deutsche Nationalbibliothek verzeichnet diese Publikation in der Deutschen Nationalbibliografie; detaillierte bibliografische Daten sind im Internet über http://dnb.d-nb.de abrufbar.

ISBN: 9783346821089
Dieses Buch ist auch als E-Book erhältlich.

Druck und Bindung: Books on Demand GmbH, Norderstedt Germany
Gedruckt auf säurefreiem Papier aus verantwortungsvollen Quellen

Das vorliegende Werk wurde sorgfältig erarbeitet. Dennoch übernehmen Autoren und Verlag für die Richtigkeit von Angaben, Hinweisen, Links und Ratschlägen sowie eventuelle Druckfehler keine Haftung.

Das Buch bei GRIN: https://www.grin.com/document/1329822

Hamburger Fern-Hochschule

Studiengang Berufspädagogik
für Gesundheits- und Sozialberufe (B.A.)

Studienzentrum: Würzburg

Rechtsextremismus im Arbeitsalltag von Pflegefachkräften

Einsatz von Materialien der Bundeszentrale für politische Bildung und der Methode „Szenisches Spiel" im Unterricht zur Sensibilisierung und Entwicklung von Handlungsoptionen

Modul Fachdidaktik Sozialkunde (FAS)

Herbstsemester

von

Stephanie Petry

08.11.2021

Inhaltsverzeichnis

Abkürzungsverzeichnis

Abs.	Absatz
Art.	Artikel
Aufl.	Auflage
AltPflG	Altenpflegegesetz
BpBErl	Erlass über die Bundeszentrale für politische Bildung
BGBl.	Bundesgesetzblatt
BMFSFJ	Bundesministerium für Familie, Senioren, Frauen und Jugend
BpB	Bundeszentrale für politische Bildung
bzw.	beziehungsweise
DBfK	Deutscher Berufsverband für Pflegefachkräfte
ebd.	ebenda
et al.	et alii, et aliae
f.	folgende
ff.	fortfolgende
GG	Grundgesetz
GMBl.	Gemeinsames Ministerialblatt
Hrsg.	Herausgeber
ICN	International Council of Nurses
i. d. F. v.	in der Fassung vom
KrPflG	Krankenpflegegesetz
LfV	Landesamt für Verfassungsschutz
NS	Nationalsozialismus, nationalsozialistisch
o.J.	ohne Jahr
o.S.	ohne Seite
PflAPrV	Pflege-Ausbildungs- und -Prüfungsverordnung
PflBG	Pflegeberufegesetz
PflBRefG	Pflegeberufereformgesetz
PflegeschulenV	Pflegeschulenverordnung
S.	Seite
SA	Sturmabteilung
SS	Schutzstaffel
z. B.	zum Beispiel
zit. n.	zitiert nach
[!]	sic., sic erat scriptum

„Die Forderung, daß [!] Auschwitz nicht noch einmal sei, ist die allererste an Erziehung. Sie geht so sehr jeglicher anderen voran, daß [!] ich weder glaube, sie begründen zu müssen noch zu sollen." (Adorno, 2012, S.125)

1 Einleitung

Dieses Zitat von Adorno aus dem Jahre 1966 hat bis heute nicht an Bedeutung verloren. Die jüngsten Entwicklungen in der Gesellschaft zeigen, dass es im Gegenteil aktueller denn je ist. Die Bearbeitung der Thematik „Rechtsextremismus" spiegelt sich nicht nur im Lehrplan allgemeinbildender Schulen wider, sondern sollte auch im Unterricht der generalistischen Pflegeausbildung unter dem Aspekt der Entwicklung berufsethischer und eigener ethischer Überzeugungen vertieft werden (Anlage II, V., 2. d, PflAPrV).

Die nachfolgende Schilderung einer persönlich erlebten Situation soll die besondere Tragweite von Konfrontationen mit Rechtsextremismus im Alltag von Pflegefachkräften verdeutlichen: Wir arbeiteten in einem offensichtlich kulturell gemischten Team im OP. Um dem Patienten zur Vorbereitung auf die Narkose EKG-Elektroden aufzukleben, zog die syrische Anästhesie-Pflegefachkraft dessen OP-Hemd etwas nach unten und entblößte dabei ein über die gesamte Brust tätowiertes Hakenkreuz. Alle Anwesenden einschließlich des Patienten tauschten kurz Blicke aus. Der Patient machte keinerlei Bemerkung dazu und verhielt sich völlig neutral. Nach kaum merklichem Stocken arbeitete das Team sehr professionell nach bestem Wissen und Gewissen weiter. Während der OP wurde im Saal kaum gesprochen, aber am Ende dieses Arbeitstages hatten einige Kolleginnen und Kollegen das Bedürfnis, gemeinsam das Erlebte noch einmal zu reflektieren, um die belastenden Gedanken, die jeder sich gemacht hatte, nicht mit nach Hause zu nehmen.

In der vorliegenden Hausarbeit soll der Frage nachgegangen werden, inwiefern es möglich ist, angehende Pflegefachkräfte im Rahmen der theoretischen Ausbildung auf den Umgang mit Rechtsextremismus im Arbeitsalltag vorzubereiten. Wie können Sie unterstützt werden bei der Entwicklung eigener Handlungsoptionen? Ist es möglich, eine Art Widerstandsfähigkeit zu entwickeln? Hierzu werden anhand verschiedener Unterrichtsmaterialien Möglichkeiten zur Gestaltung von Unterricht zum Thema "Umgang mit Rechtsradikalismus im Arbeitsalltag" für auszubildende Pflegefachkräfte beleuchtet und deren Nutzen zur Sensibilisierung und Entwicklung eigener Handlungsmöglichkeiten herausgearbeitet.

2 Begriffsklärung

Unter dem Begriff „extreme Rechte" werden zunächst die Erscheinungsformen „Rechtsextremismus", „Rechtsradikalismus" und „Rechtspopulismus" beleuchtet und die Entscheidung für die Verwendung des Begriffs „Rechtsextremismus" in der vorliegenden Hausarbeit begründet. Nachfolgend soll die Bedeutung des Begriffs „Pflegefachkräfte" definiert und darauf bezogen die besondere Bedeutung für den Umgang von Pflegefachkräften mit rechtsextremen zu Pflegenden dargestellt werden. Abschließend wird eine von der Verfasserin vorgenommene Unterscheidung von Konfrontationsmöglichkeiten in aktive und passive Konfrontationen dargelegt und deren Bedeutung anhand von Beispielen aus dem Arbeitsalltag von Pflegefachkräften erläutert.

2.1 Extreme Rechte - Erscheinungsformen in der deutschen Gesellschaft

Der Begriff „extreme Rechte" kann als ein Versuch gesehen werden, die unterschiedlichen Bezeichnungen für rechte Gruppierungen in der politischen Landschaft in einem gemeinsamen Überbegriff widerzuspiegeln. Schedler beschreibt ihn als eine „soziale Bewegung von rechts" (Schedler, 2019, S. 29), in der sich auch die nachfolgend näher erläuterten Erscheinungsformen des Rechtsextremismus, Rechtsradikalismus und Rechtspopulismus einordnen lassen. Aus sozialwissenschaftlicher Sicht wird die Verwendung des Begriffs „extreme Rechte" befürwortet, da er den Blickwinkel auf Vorgänge rechter Radikalisierung bis in die gesellschaftliche Mitte hinein ausweitet (Salzborn, 2018, S. 5).

2.1.1 Rechtsextremismus

Der Verfassungsschutz definiert den Begriff „Extremismus" ganz eindeutig als „Bestrebungen [...], die gegen den Kernbestand unserer Verfassung - die freiheitliche Demokratische Grundordnung - gerichtet sind" (Verfassungsschutz, zit. n. Nandlinger, 2008, o.S.) und verwendet ihn entsprechend im Zusammenhang mit verfassungswidrigem Rechtsextremismus (Virchow, 2016, S. 14). In wissenschaftlichen Fachkreisen wird der Begriff jedoch nicht einheitlich verstanden (Salzeborn, 2020, S. 9ff.; Schedler, 2019, S. 19; Virchow 2016, S. 21). Salzeborn (2020, S. 16) spricht von einem Syndrom, womit er auf eine Vielzahl von unterschiedlichen Rechtsextremismuskonzepten verweist. Im sozialwissenschaftlichen Bereich wurde im Hinblick auf die Vergleichbarkeit von Studienergebnissen in der Rechtsextremismusforschung im Jahr 2001 eine Konsens-Definition erarbeitet, die die rechtsextreme Weltanschauung in sechs Dimensionen darstellt (Brähler, Decker & Kiess, 2015, o.S.; Virchow, 2016, S. 17):

> „Der Rechtsextremismus ist ein Einstellungsmuster, dessen verbindendes Kennzeichen Ungleichwertigkeitsvorstellungen darstellen. Diese äußern sich im politischen Bereich in der Affinität zu diktatorischen Regierungsformen, chauvinistischen Einstellungen und einer Verharmlosung bzw. Rechtfertigung des Nationalsozialismus. Im sozialen Bereich sind sie gekennzeichnet durch antisemitische, fremdenfeindliche und sozialdarwinistische Einstellungen «" (Kreis, 2007, S. 13).

Als eine besondere Form des Rechtsextremismus kann der Neonazismus bezeichnet werden. Diesem liegt die Ideologie des historischen Nationalsozialismus

3

mit inhaltlicher wie auch phänotypischer Orientierung an NS-Organisationen wie der SS oder der SA zugrunde (Salzeborn, 2018, S. 6; Schedler, 2019, S. 31). In Differenzierung zu anderen rechtsextremen Gruppierungen beschreibt Salzeborn eine gesteigerte Gewaltbereitschaft neonazistischer Zusammenschlüsse bei der Durchsetzung ihrer Ziele (Salzeborn, 2018, S. 6). Während also Rechtsextreme nicht immer dem Neonazismus zuzuordnen sind, können alle Neonazistinnen und Neonazisten als rechtsextrem bezeichnet werden (Nandlinger, 2008, o.S.).

2.1.2 Rechtsradikalismus

Bis 1973 wurde der Begriff (Rechts-)Radikalismus vom Verfassungsschutz anstelle von Extremismus verwendet. In Abgrenzung zu Extremismus wird Radikalismus seit 1973 vom Verfassungsschutz jedoch nicht mehr als verfassungsfeindlich eingestuft. „Radikale politische Auffassungen haben in unserer pluralistischen Gesellschaftsordnung ihren legitimen Platz. Auch wer seine radikalen Zielvorstellungen realisieren will, muss nicht befürchten, dass er vom Verfassungsschutz beobachtet wird" (LfV Hessen, o.J, o.S.). Salzeborn steht der Verwendung des Begriffs „Rechtsradikalismus" in diesem Zusammenhang kritisch gegenüber. Zum einen spricht er auf die Verharmlosung zu einer „quasi abgeschwächte[n] Variante des Rechtsextremismus" (Salzeborn, 2018, S. 7) an und führt weiter aus, der Übergang zwischen Rechtsradikalismus und Rechtsextremismus sei fließend und somit nicht klar abzugrenzen (ebd.).

2.1.3 Rechtspopulismus

Im alltäglichen Sprachgebrauch steht der Begriff Rechtspopulismus zumeist für eine weniger gefährliche Form des Rechtsextremismus (Schedler, 2019, S. 32), dessen Intention vorwiegend im Gewinnen von Wählerstimmen liegt. Dazu bedient er sich aktueller gesellschaftlicher Probleme, deren Ursprung er bestimmten Bevölkerungsgruppen zuschreibt und nutzt diese, um Vorurteile und Ängste zu schüren (Decker & Lewandowsky, 2017, o.S.). In einem „gespaltenen" (Decker & Lewandowsky, 2009, o.S.) Gleichheitskonstrukt steht einerseits das Volk als solches in Opposition zur Machtelite der Gesellschaft und bezeichnet sie als „die da oben", die den Willen des Volks verraten, zugleich jedoch werden „volksfremde" Kulturen als „die Anderen" ausgegrenzt (ebd.). Aus wissenschaftlicher Sicht stellt sich die Frage, ob Rechtspopulismus eine abzugrenzende Erscheinungsform darstellt, oder es sich dabei um ein politisches Instrument des Rechtsextremismus handelt (Salzeborn, 2020, S. 17). Differenzierend zu Rechtsextremismus schreibt Virchow dem Rechtspopulismus einen weniger aggressiv ausgeprägten Antisemitismus zu (ebd., 2016, S. 19), dennoch kommt Salzeborn zu der Überzeugung, dass aufgrund der rhetorischen Nähe des Rechtspopulismus zur Sprache des historischen Nationalsozialismus dieser als politisches Instrument des Rechtsextremismus zu sehen ist (Salzeborn, 2020, S. 18).

Angesichts des fehlenden Konsenses bezüglich einer einheitlichen Bezeichnung extrem rechter Erscheinungsformen und der daraus resultierenden Unterschiede in der verfassungsrechtlichen, soziologischen und politikwissenschaftlichen Begriffsdefinition sowie mit Bezug auf das vorgestellte Unterrichtsmaterial der Bundeszentrale für politische Bildung (BpB) wird in der vorliegenden Hausarbeit der Begriff „Rechtsextremismus" stellvertretend für alle Erscheinungen menschenverachtender, extrem rechter Einstellungen verwendet, fungiert also entsprechend der Auffassung Stöss' als „Sammelbegriff für verschiedenartige gesellschaftliche Erscheinungsformen, die als rechtsgerichtet, undemokratisch und inhuman gelten" (Stöss, 2000, S. 20).

2.2 Pflegefachkräfte und ihre berufsethischen Grundsätze

Der Begriff „Pflegefachkräfte" bezeichnet die Gruppe der in der beruflichen Pflege professionell tätigen Menschen. Sie verfügen über eine anerkannte Pflegeausbildung nach gesetzlichen Regelungen z. B. im Krankenpflegegesetz (KrPflG), im Altenpflegegesetz (AltPflG) oder seit 2020 im Pflegeberufegesetz (PflBG) und richten ihre Arbeitsweise nach dem ICN-Ethikkodex für Pflegende (ICN, 2021, o.S.) und der "Charta der Rechte hilfe- und pflegebedürftiger Menschen" (BMFS-FJ, 2018, o.S.) aus. Diese basieren auf vier medizinethischen Prinzipien nach Beauchamp und Childress (DBfK, 2018, S. 14). Im "Positionspapier zur Stärkung der ethischen Handlungskompetenz in der Pflege" (DBfK, 2018, S. 3ff.) werden diese Grundsätze zu einer Pflegeethik zusammengeführt. Nachfolgend werden die genannten Grundsätze und ihre Bedeutung bezogen auf exemplarische Konfrontationen mit Rechtsextremismus kurz erläutert.

2.2.1 Medizinethische Prinzipien

"Im Bereich der medizinischen und pflegerischen Praxis spielen die sog. vier Prinzipien der Medizinethik von Beauchamp / Childress (2009) eine wesentliche Rolle mit dem Anspruch, weithin geteilt zu werden und in vielen verschieden Gesellschaften anwendbar zu sein" (DBfK, 2018, S. 12). Diese lauten „(1) Achtung der Selbstbestimmung [...]; (2) Schadensvermeidung [...]; (3) Fürsorge/Gutes tun [...]; (4) Gerechtigkeit" (Beauchamp, 2021, S. 74) und sind als Verhaltensnormen zu verstehen, auf deren Grundlage medizinische und pflegerische Handlungen moralisch begründet werden können (ebd., S. 73). Bezogen auf den Umgang mit rechtsextremen zu Pflegenden ist besonderes Augenmerk zu legen auf das Prinzip der Schadensvermeidung. So stellt beispielsweise das Verweigern von Pflegehandlungen, um einer Konfrontation aus dem Weg zu gehen, keine Alternative für Pflegefachkräfte dar, da es in diesem Kontext gleichzusetzen ist mit Zufügen von Schaden durch Unterlassen. Das Prinzip Fürsorge/Gutes tun fordert von Pflegefachkräften, die Gesundheit und das Wohlbefinden aller zu Pflegenden zu fördern.

2.2.2 „Charta der Rechte hilfe- und pflegebedürftiger Menschen"

Hier sei insbesondere verwiesen auf einen Ausschnitt aus der Präambel: "Jeder Mensch hat uneingeschränkten Anspruch auf Respektierung seiner Würde und Einzigartigkeit. Menschen, die Hilfe und Pflege benötigen, haben die gleichen Rechte wie alle anderen Menschen und dürfen in ihrer besonderen Lebenssituation in keiner Weise benachteiligt werden" (BMFSFJ, 2018, S. 6). Übertragen auf Konfrontationssituationen von Pflegefachkräften mit Rechtsextremismus bedeutet dies, dass ein hoher ethischer Anspruch an ihr Verhalten gestellt ist. Muss beispielsweise wegen knapper Personalsituation entschieden werden, wie die Pflegeressourcen (z. B. Hilfe bei der Körperpflege) verteilt werden, darf die politische Orientierung der zu Pflegenden keine entscheidungstragende Rolle spielen.

2.2.3 Ethikkodex des International Council of Nurses (ICN)

Im ICN-Ethikkodex für Pflegende ist die Achtung der Menschenrechte ethischem Pflegehandeln zugrunde gelegt: "Pflege ist respektvoll und uneingeschränkt in Bezug auf die Merkmale Alter, Hautfarbe, Kultur, kulturelle Zugehörigkeit, Behinderung oder Krankheit, Geschlecht, sexuelle Orientierung, Nationalität, Politik, Sprache, ethnische Zugehörigkeit, religiöse oder spirituelle Überzeugungen, rechtlicher, wirtschaftlicher oder sozialer Status" (ICN, 2021, S. 4). Hieraus ergibt sich die Behandlungspflicht aller zu Pflegenden. Es ist im Sinne des ICN-Ethikkodex nicht denkbar, die Pflege Rechtsextremer grundsätzlich zu verweigern, was die Handlungsoptionen von Pflegefachkräften im Gegensatz zu Angehörigen anderer Berufe oder Privatpersonen einschränkt. So können beispielsweise Betreibende eines Friseursalons rechtsextremem Publikum den Zutritt zum Geschäft verwehren und ihre Dienstleistungen vorenthalten.

2.3 Konfrontationen mit Rechtsextremismus im Pflegealltag

Dem Begriff „Konfrontation" werden im deutschen Sprachgebrauch folgende Bedeutungen zugeordnet: „1. Gegenüberstellung nicht übereinstimmender Personen, Meinungen, Sachverhalte; 2. Auseinandersetzung zwischen Gegnern" (Dudenredaktion, o.J., o.S.). Beleuchtet man den Arbeitsalltag von Pflegefachkräften, so finden sich unterschiedliche Arten von Konfrontationen mit Rechtsextremismus, die einer dieser Bedeutungen zugeschrieben werden können. Jedoch können allein von einer solchen Zuordnung keine differenzierten Handlungsoptionen abgeleitet werden. Einige Konfrontationen erfordern ein direktes zwischenmenschliches Eingreifen, andere zielen auf die eigene Gefühlslage betroffener Pflegefachkräfte und bedürfen einer inneren Auseinandersetzung mit dem Erlebten. Die Verfasserin der Hausarbeit hat eine eigene Einteilung in aktive und passive Konfrontation und deren Folgen vorgenommen, die nachfolgend vorgestellt und mit Beispielen aus dem Arbeitsalltag verdeutlicht wird, um im weiteren Verlauf die jeweils unterschiedlichen Handlungsoptionen hierzu aufzuzeigen.

2.3.1 Aktive Konfrontation

Mit dem Begriff „aktive Konfrontation" sind Begegnungen gemeint, die mit einer Aktivität seitens des rechtsextremen Menschen einhergehen, die sich gegen einen oder weitere Menschen in Form von Kommunikation oder Interaktion richtet. Diese kann sowohl physischer als auch psychischer Natur sein und gleichermaßen von Pflegenden wie auch von zu Pflegenden ausgehen sowie erfahren werden. Dies sei an einigen Beispielen aus dem Arbeitsalltag stichpunktartig erläutert: ein rechtsextremer Patient macht eine rassistische Bemerkung über seinen afrikanischen Zimmernachbarn; der rechtsextreme Kollege „vergisst" die ältere jüdische Dame bei der Verteilung der Essenstabletts; eine rechtsextreme Patientin verweigert die Pflege durch eine asiatische Pflegefachkraft mit Hinweis auf deren nicht-arisches Erscheinungsbild. Hier bedarf es des Einschreitens und/oder einer Stellungnahme der beobachtenden oder betroffenen Pflegefachkraft.

2.3.2 Passive Konfrontation

Der Begriff „passive Konfrontation" beschreibt Begegnungen, in denen keine herausfordernden Aktivitäten vom rechtsextremen Menschen ausgehen. Die Pflegefachkraft erlangt jedoch auf anderem Weg Kenntnis über dessen politische Einstellung, beispielsweise durch ein sichtbares rechtsextremes Tattoo. Daraus können in verschiedenen Situationen im Arbeitsalltag innere Konflikte der Pflegefachkraft resultieren. Unter Umständen stehen hier eigene Gefühle und Gedanken zur Diskussion, die mit den Grundsätzen pflegeethischen Handelns nicht vereinbar sind. Diesen können im Extremfall Handlungen folgen, deren Tragweite von Unterlassen (nicht auf Klingel reagieren) über Körperverletzung (Vorenthalten von Schmerzmitteln) bis hin zu (fahrlässiger) Tötung (inkorrekte Triage zuungunsten des rechtsextremen Menschen) reichen kann.

3 Unterrichtsmaterial BpB und Methode Szenisches Spiel

Im folgenden Kapitel sollen exemplarisch verschiedene Herangehensweisen im Unterricht zur Sensibilisierung und Entwicklung von Handlungsoptionen im Umgang mit Rechtsextremismus am Beispiel von Unterrichtsmaterialien der BpB und der Methode des szenischen Spiels vorgestellt werden.

3.1 Unterrichtsmaterial der BpB

Die BpB ist eine Einrichtung des Bundesministeriums des Innern, für Bau und Heimat mit der Aufgabe: „[…] durch Maßnahmen der politischen Bildung Verständnis für politische Sachverhalte zu fördern, das demokratische Bewusstsein zu festigen und die Bereitschaft zur politischen Mitarbeit zu stärken" (§2 BpBErl). Im Rahmen dieser Aufgabe entwickelt die BpB auch Materialien für den Einsatz im Politikunterricht. Zur Bearbeitung der Thematik „Rechtsextremismus" wird in der Reihe „Themenblätter im Unterricht" Arbeitsmaterial mit dem Titel „Was denken Rechtsextreme" bereitgestellt sowie ein von der BpB gefördertes Seminar mit dem Titel „Widersprechen! Aber wie? - Ein Argumentationstraining gegen rechte Parolen" von „Gegen Vergessen - Für Demokratie e. V." angeboten und hier im Folgenden vorgestellt.

3.1.1 Themenblätter im Unterricht „Was denken Rechtsextreme?"

Das Material umfasst die Arbeitsblätter „Was denken Rechtsextreme?" und „Rechtsextremismus erkennen und zurückweisen" (Anlage 1) für Lernende sowie ausführliche Hinweisen zu deren Einsatz im Unterricht für Lehrkräfte (Pilarek, 2021, o.S.). Zugrundegelegt werden dem Material die sechs Dimensionen der unter 2.1.1 bereits vorgestellten Konsens-Definition (Kreis, 2007, S. 13), deren Bedeutungen im ersten Schritt des Arbeitsblattes „Was denken Rechtsextreme?" von den Lernenden in Form einer Recherche mit Verweis auf entsprechende Artikel der Homepage der BpB erarbeitet werden. Zur Vertiefung werden die Begriffe daran anschließend symbolisch durch Fotos dargestellt, welche die Lernenden jeweils einer der Dimensionen zuordnen sollen. In der anschließenden Fragestellung wird erarbeitet, welche Menschengruppen durch Rechtsextreme gefährdet sind und welche Bedeutung sie den Menschenrechten dieser Personengruppen zuschreiben. Ein abschließender Lückentext führt weitere Begriffe im Zusammenhang mit Rechtsextremismus ein und erklärt diese zugleich im Kontext. Dem Arbeitsblatt „Rechtsextremismus erkennen und zurückweisen" liegt die allgemein beobachtbare Entwicklung zugrunde, dass Rechtsextreme ein zunehmend „unauffälligeres" Erscheinungsbild haben und deswegen oft nicht auf den ersten Blick zu erkennen sind. Vielmehr treten ihre politischen Ansichten erst anhand rechtsextremer Äußerungen zu Tage. Um diese identifizieren zu üben, werden den Lernenden verschiedene Aussagen vorgelegt, welche auf ihren rechtsextremen Gehalt hin analysiert werden sollen. Die Ergebnisse werden im weiteren Verlauf mit denen der Leipziger Autoritarismus-Studie 2020 verglichen und dabei erarbeitet, wie weit rechtsextremes Gedankengut in der deutschen Bevölkerung verbreitet ist. Anschließend sollen anhand von Übungen Möglichkeiten entwickelt und erprobt werden, wie auf rechtsextreme Äußerungen reagiert werden kann. Dazu finden sich erneut verschiedene Aussagen, die von den Lernenden als rechtsextrem oder nicht-rechtsextrem einzustufen sind, wobei auch offensichtlich wird, dass manche Aussagen sich nicht klar zuordnen lassen. Nach dieser Einschätzung haben die Lernenden die Aufgabe, sich mögliche Erwiderungen zu überlegen (Anlage 1). Hierzu gibt es für Lehrkräfte einen Verweis auf ein online Dossier der BpB mit Argumenten gegen rechtsextreme Äußerungen, die als Ergänzung hinzugefügt werden können (Pilarek, 2021, S. 7). Im abschließenden Teil wird als Grundlage der Demokratie Art. 1 Grundgesetz (GG) thematisiert und anhand des Berichts über einen neonazistisch motivierten Mordfall die mutmaßliche Einstellung Rechtsextremer zu Art. 1 GG erarbeitet (Anlage 1).

8

3.1.2 „Widersprechen! Aber wie?"

Das „Argumentationstraining gegen rechte Parolen" wird in Form eines eintägigen Basisseminars von Coaches des Vereins „Gegen Vergessen - Für Demokratie e. V." an Schulen angeboten, es besteht jedoch die Möglichkeit für Lehrkräfte, sich anhand umfangreicher Arbeitsmaterialien die Inhalte autodidaktisch anzueignen und nachfolgend selbst als Seminar durchzuführen, oder einzelne Bausteine im Unterricht anzuwenden (Czeremin, Oettingen, Riffel, Weber, Wolrab, Wunnicke & Ziegenhagen, 2015, S. 2). Die Arbeitsmaterialien beinhalten ein Praxishandbuch, in dem die Bausteine des Argumentationstrainings didaktisch und methodisch aufbereitet enthalten sind, ein Begleitheft mit Einblicken zur Entwicklung und Zielsetzung des Seminars und einer Zusammenfassung der Seminarbausteine sowie Rollenkarten zum Einsatz in verschiedenen Übungen. Für die Durchführung des Seminars werden 7 bis 8 Unterrichtseinheiten empfohlen. Das Argumentationstraining umfasst zusätzlich eine weiterführende Peercoach-Ausbildung, deren Ausführung jedoch den Rahmen dieser Hausarbeit überschreiten würde (ebd, S. 3ff.). Ausgewählte Bausteine im Ablauf des Seminars werden hier zur Bearbeitung der Fragestellung der vorliegenden Hausarbeit vorgestellt.

Zum Seminareinstieg stellen sich die Teilnehmenden paarweise gegenseitig vor mit dem Auftrag, explizit die positiven Eigenschaften des Gegenübers hervorzuheben. Darauf folgt eine Einführung in die Thematik der Diskriminierung. Dazu wird in einem „Aufkleberspiel" (ebd., S. 10) einzelnen Teilnehmenden mit einem Aufkleber auf der Stirn eine ihnen selbst unbekannte Rolle (z. B. Penner, Filmstar) zugewiesen, auf die die Mitteilnehmenden in vorgegebenen Alltagssituationen auf „typische" Weise reagieren sollen. Daran anschließend werden weitere Vorurteile, denen die Teilnehmenden in ihrem Alltag begegnen, untersucht und über deren diskriminierende Wirkung diskutiert. Es folgt die Erarbeitung von Handlungsoptionen im Umgang mit diskriminierenden Äußerungen, deren Anwendung in verschiedenen Situationen ausprobiert und trainiert wird. Hierzu kommen verschiedene Aktivitäten zum Einsatz. Im „heißen Stuhl" (ebd., S. 14) sollen sich die Teilnehmenden zunächst ohne weitere Instruktion in einem Zweiergespräch gegen rechte Äußerungen behaupten. Darauf aufbauend werden verschiedene Gesprächstechniken eingeführt und geübt: vom Setzen klarer Stopp-Signale im Gespräch über das Formulieren von Ich-Botschaften nach den Regeln eines konstruktiven Feedbacks bis hin zur Anwendung des „4-Ohren-Models" nach Schultz von Thun (Anlage 2). Das so erlangte Wissen wird von den Teilnehmenden im „Kneipenspiel" (Czeremin et al., 2014, S. 19) in einer Pro- und Kontra-Diskussion mit vorgegebenen Themen zwischen zwei Gruppen erprobt. Abschließend werden von den Teilnehmende weitere selbst gewählte Situationen anhand der kennengelernten Strategien bearbeitet. Die während des Seminars gesammelten Strategien werden am Ende zusammengefasst und diskutiert (ebd. S. 19ff.).

3.2 Methode „Szenisches Spiel"

Die Methode „Szenisches Spiel" zielt unter anderem auf die Auseinandersetzung mit der eigenen Haltung und deren Weiterentwicklung (Oelke, Ruwe & Scheller, 2000, S. 35), wozu anlassbezogen verschiedene Techniken zum Einsatz kommen (ebd., 43ff.). Exemplarisch soll hier die Technik „Szenische Rekonstruktion" vorgestellt werden. Diese wird von den Autoren als besonders geeignet beschrieben, um zurückliegende reale Szenen zu bearbeiten, mit deren Bewältigung die Beteiligten unzufrieden oder gar überfordert waren (ebd., S. 116).

Zur Durchführung einer szenischen Rekonstruktion bedarf es neben der betroffenen Pflegefachkraft in der Hauptrolle noch weiterer Akteurinnen und Akteure, die die Rollen der zusätzlich involvierten Personen darstellen, einer Spielleitung, die die szenische Rekonstruktion anleitet, sowie weiterer Beobachtender der Darstellung. Die szenischen Rekonstruktion beginnt mit der Aufgabe an die betroffene Pflegefachkraft, die nachzuspielende Szene inhaltlich wie auch räumlich und personal so genau wie möglich nachzustellen. Ist die Raumgestaltung erfolgt und den zusätzlich involvierten Personen ihre zu spielende Rolle klar, wird die zu bearbeitende Szene nachgespielt, wobei diese so lang immer wieder unterbrochen und korrigiert wird, bis sie der ursprünglich erlebten Szene gleicht. Die Darstellung kann seitens der Beobachtenden jederzeit kurz angehalten werden, um einzelne Akteurinnen und Akteure nach deren gerade vorherrschenden Gedanken zu befragen. Am Ende der Darstellung berichten alle Mitwirkenden ihr Erleben in der jeweiligen Rolle und die Beobachtenden beschreiben ihre Wahrnehmung des Dargestellten von außen, insbesondere des Verhaltens der betroffenen Pflegefachkraft. Die Feedbackrunde endet mit der Aufgabe an diese, ihr eigenes Erleben in der dargestellten Szene sowie ihre Erkenntnisse aus den erhaltenen Rückmeldungen zu beschreiben. Der nächste Schritt wird als Fixieren der Szene beschrieben: Die betroffene Pflegefachkraft beobachtet, die Mitakteurinnen und -akteure spielen die Szene in mehreren Durchgängen erneut nach, wobei die Rolle der betroffenen Pflegefachkraft immer wieder von anderen Teilnehmenden ausgefüllt wird, welche jedoch eigene alternative Handlungsoptionen in die Darstellung einbringen. Am Ende jeden Durchgangs werden diese alternativen Handlungsoptionen reflektierend besprochen. Im letzten Schritt nimmt die betroffene Pflegefachkraft ihre Rolle selbst wieder ein und kann so neue Handlungsoptionen in der Szene ausprobieren und in ihr Handlungsrepertoire integrieren sowie zu einer differenzierten Haltung finden (ebd., S. 212).

4 Kritischer Einsatz und Handlungsoptionen

Die vorgestellten Materialien und Methoden sollen im folgenden Kapitel auf ihre Einsatzmöglichkeit im Unterricht unter dem Aspekt der Sensibilisierung für Rechtsextremismus und der Entwicklung von Handlungsoptionen im Zusammenhang mit aktiven und passiven Konfrontationen beleuchtet werden.

Anhand der Themenblätter „Was denke Rechtsextreme?" (Anlage 1) kann im Unterricht ein solides Grundlagenwissen vermittelt werden, auf dessen Basis die Auszubildenden die Dimensionen von Rechtsextremismus kennenlernen und ihre Wahrnehmung für rechtsextreme Äußerungen im Alltag schärfen. Dies ist im Arbeitsalltag hilfreich, um die Haltung des Gegenübers, aber auch die eigene kritisch zu hinterfragen und zu reflektieren und so auch subtile Formen rechtsextremer Erscheinungen zu erkennen. Hierzu sind die im Material integrierten Verweise auf weiterführende Artikel der BpB Homepage positiv hervorzuheben, da sie die Auszubildenden anregen, sich vertiefend mit der Thematik auseinanderzusetzen. Als Handlungsoption werden Entgegnungen zum Widersprechen gegen rechte Äußerungen erarbeitet und deren Formulierung an Beispielen trainiert. Die so erworbenen Kompetenzen soll das Selbstbewusstsein der Auszubildenden stärken und können in Situationen aktiver Konfrontation hilfreich sein, wenn ein verbales Einschreiten seitens der Auszubildenden nötig ist, um Stellung zu beziehen oder in einem verbalen Konflikt einzuschreiten. Im Arbeitsalltag von Pflegefachkräften kommt dieses Konzept jedoch an seine Grenzen, da ein solches widersprechendes Einschreiten die weitere Beziehungsgestaltung zwischen Pflegefachkräften und zu Pflegenden mitunter beeinträchtigt und so die Ausrichtung der eigenen Arbeitsweise an pflegeethischen Aspekten erschwert oder kaum mehr ermöglicht. Auch zur Bearbeitung passiver Konfrontationen erscheint das Material insgesamt zu kurz zu greifen. Dennoch kann in diesem Zusammenhang die Auseinandersetzung mit Art. 1 GG als erster Anstoß für die Auszubildenden gesehen werden, sich mit der eigenen ethischen Haltung im Arbeitskontext auseinanderzusetzen und so zu einem differenzierten Berufsverständnis zu gelangen.

Das Seminar „Widersprechen! Aber wie?" verfolgt das Ziel, Jugendlichen ein selbstbewusstes Auftreten im Umgang mit menschenfeindlichen Äußerungen zu ermöglichen (Wolrab, 2015, S. 6) und ihnen einen wertschätzenden Ansatz in der Kommunikation zu vermitteln. Dieser zeigt den Auszubildenden einen Weg auf, sich klar gegen rechte Parolen abzugrenzen, zugleich aber mit dem Gegenüber im Gespräch bleiben zu können. Dahinter steht die Annahme, dass eine widersprechende Argumentation zumeist nicht zielführend ist, da rechte Überzeugungen häufig irrationalen Ursprungs sind und somit durch rationale Argumente nicht entkräftet werden können (ebd., S. 8), weshalb im Seminar auf die Vermittlung von Grundlagenwissen zu Rechtsextremismus bewusst verzichtet wird (ebd. S. 6). Durch den wertschätzenden Ansatz wird die Auseinandersetzung der Auszubildenden mit den eigenen Gefühlen in aktiven Konfrontationssituationen gefördert und ihnen mit den Gesprächstechniken des 4-Ohren-Models und des wertschätzenden Feedbacks (Anlage 2) hierzu Handlungsoptionen an die Hand gegeben. Durch die wechselseitige Übernahme herausfordernder Rollen in den Übungen des Seminars werden die Auszubildenden für unterschiedliche Erscheinungen von Rechtsextremismus sensibilisiert. Durch die verschiednen Positionen, die sie argumentativ vertreten müssen, lernen sie zudem, die jeweilige Beweggründe des Gegenparts zu antizipieren, was die Grundlage für eine wertschätzende Beziehungsgestaltung darstellt. Im Arbeitsalltag von Pflegefachkräften sind diese Kompetenzen insbesondere in Situationen aktiver Konfrontation hilfreich und notwendig, um eine stabile Pflegebeziehung zu rechtsextremen zu Pflegenden aufrechterhalten zu können und das eigene Handeln an pflegeethischen Aspekten auszurichten. Die Bearbeitung der eigenen Gefühlslage der Auszubildenden wird hierbei aufgegriffen, bezieht sich aber vornehmlich auf Situationen aktiver Konfrontation. Die Aufarbeitung der Auswirkungen passiver Konfrontationssituationen bleibt unberücksichtigt.

Die Methode „Szenisches Spiel" wird von Oelke, Ruwe & Scheller als eine Möglichkeit insbesondere im Rahmen der Pflegepädagogik beschrieben, sich als Pflegefachkraft seiner eigenen Gefühle im Arbeitskontext bewusst zu werden, sie als Teil der eigenen Persönlichkeit anzunehmen und einen professionellen Umgang damit zu entwickeln (ebd., 2000, S. 35). Sie dient nicht dazu, Grundlagenwissen zu vermitteln. Vielmehr geht es um die Bearbeitung von selbst gemachten Erfahrungen oder beobachteten Erlebnissen. Die Technik „Szenischen Rekonstruktion" eröffnet im Unterricht die Möglichkeit, Szenen, die als belastend empfunden wurden, im Kreis der Klassengemeinschaft aufzuarbeiten. In diesem Kontext können sowohl Szenen aktiver als auch passiver Konfrontation mit Rechtsextremismus thematisiert werden. Durch das persönliche Mitwirken Aller an der jeweiligen Rekonstruktion ergibt sich die Möglichkeit für die gesamte Klasse, aus der Erfahrung des Einzelnen zu lernen und so im Verlauf der Ausbildung zu vielen zukünftig denkbaren Konfliktsituationen Handlungsoptionen zu entwickeln. Der Unterrichtsrahmen bietet dazu einen geschützten Raum, in dem belastende, aber auch widersprüchliche und negative Gefühle zugelassen und benannt werden können und Handlungsalternativen gemeinsam erarbeitet und ausprobiert werden dürfen und sollen. In Bezug auf den Umgang mit Rechtsextremismus werden die Auszubildenden so für ihren Umgang mit dem Gegenüber, aber auch für ihren Umgang mit den eigenen Gefühlen sensibilisiert. Dies ermöglicht es ihnen, eine Haltung zu entwickeln, die berufsethischen Anforderungen gerecht wird, zugleich aber die Sorge um das eigene psychische Wohlergehen nicht vernachlässigt. Im Rahmen der szenischen Rekonstruktion erfahren Auszubildende zudem, dass sie nicht allein sind mit negativen, belastenden Gedanken und haben Gelegenheit, Möglichkeiten zu erarbeiten, als Team mit herausfordernden Situationen umzugehen.

5 Fazit

Nach der Klärung verschiedener Begriffe aus dem Bereich extrem rechter gesellschaftlicher Erscheinungsformen wurde die Bedeutung von aktiven und passiven

Konfrontationen mit Rechtsextremismus für Pflegende unter ethischen Gesichtspunkten dargestellt. Es erfolgte die Vorstellung der Unterrichtsmaterialien „Was denken Rechtsextreme", des Seminars „Widersprechen! Aber wie? - Argumentationstraining gegen rechte Parolen" sowie der Methode „Szenisches Spiel" an der ausgewählten Technik „Szenische Rekonstruktion". In der anschließenden Diskussion dieser drei Elemente wurde deren Nutzen zur Förderung von Sensibilisierung und Entwicklung von Handlungsoptionen im Umgang mit Rechtsextremismus herausgearbeitet, wobei sich zeigte, dass jedes dieser Elemente unterschiedliche Aspekte bearbeitet, aber keines davon allein ausreichend ist, um zugleich Grundlagenwissen zu vermitteln und Handlungsoptionen für aktive und passive Konfrontationssituationen gleichermaßen zu erarbeiten. Alle drei Aspekte erscheinen jedoch notwendig, um zu einer Haltung zu gelangen, mit der die Arbeit von Pflegefachkräften an pflegeethischen Aspekten ausgerichtet sein kann und darüber hinaus ihr psychisches Wohlergehen durch Konfrontationen mit Rechtsextremismus im Arbeitsalltag langfristig nicht beeinträchtigt wird und sie in der Pflege von Rechtsextremen professionell handlungsfähig bleiben. Daraus lässt sich die Empfehlung zu einer Unterrichtsreihe ableiten, in der durch eine Art hermeneutischen Einsatz der Elemente die verschiedenen Inhalte aufeinander aufbauend erarbeitet werden und so zu einer ganzheitlichen Bildung führen, mit der die Auszubildenden auf Konfrontationen mit Rechtsextremismus im Arbeitsalltag vorbereitet und in der Entwicklung von Handlungsoptionen unterstützt werden können. Die Darstellung einer solchen Unterrichtsreihe als komplexer Unterrichtsentwurf würde den vorgegebenen Umfang der vorliegenden Hausarbeit deutlich überschreiten, eine knappe Skizzierung im Anhang der Hausarbeit umreißt zumindest in Stichpunkten einen denkbaren Aufbau (Anlage 3). Abschließend lässt sich nicht beantworten, ob eine solche Unterrichtsreihe zu einer psychischen Widerstandsfähigkeit der Auszubildenden im Umgang mit Rechtsextremismus im Sinne von Resilienz führt. Hier ergibt sich ein denkbarer Ansatz für weitere Forschung, in der auch die Auswirkungen von Resilienz gegen Rechtsextremismus kritisch beleuchtet werden könnten. Judith Rahner gibt diesbezüglich zu Bedenken, dass Resilienz nicht dazu führen darf, dass menschenfeindliche Phänomene wie Rechtsextremismus als gegeben hingenommen werden (Rahner, 2020, S. 59) und formuliert in diesem Zusammenhang einen eigenen Begriff der „menschenrechtskonformen Resilienz" als eine Widerstandsfähigkeit, die nicht auf Kosten anderer Menschen entsteht (ebd., S. 61).

> „Wer heute noch sagt, es sei nicht so oder nicht ganz so schlimm gewesen, der verteidigt bereits, was geschah, und wäre fraglos bereit zuzusehen oder mitzutun, wenn es wieder geschieht." (Adorno, 2012, S. 134)

Bibliographie

Adorno, T. W. (2012). Erziehung nach Auschwitz. In Bauer, Bittlingmayer & Scherr (Hrsg.), *Handbuch Bildungs- und Erziehungssoziologie* (S. 125-135). Wiesbaden: Springer VS.

AltPflG (2000). Altenpflegegesetz vom 17.11.2000, BGBl. I, S. 1513.

BpBErl (2001). Erlass über die Bundeszentrale für politische Bildung (BpB) vom 24.01.2001, GMBl., S. 270.

Beauchamp, T. L. (2021). Der ‚Vier-Prinzipien'-Ansatz in der Medizinethik. In Biller-Adorno, Eichinger, Krones & Monteverde (Hrsg.), *Medizinethik* (S. 71-89). Wiesbaden: Springer VS.

BMFSFJ: Bundesministerium für Familie, Senioren, Frauen und Jugend (2018). *Charta der Rechte hilfe- und pflegebedürftiger Menschen.* Verfügbar unter https://www.bmfsfj.de/resource/blob/93450/be474bfdb4016bbbca9bf87b4cb9264b/charta-der-rechte-hilfe-und-pflegebeduerftiger-menschen-data.pdf [06.11.2021]

Brähler, E., Decker, O. & Kiess, J. (2015). *Was ist rechtsextreme Einstellung, und woraus besteht sie?.* Verfügbar unter https://www.bpb.de/politik/extremismus/rechtsextremismus/198945/was-ist-rechtsextreme-einstellung-und-woraus-besteht-sie [06.11.2021]

Czeremin, L., Oettingen, S., Riffel, D., Weber, K., Wolrab, J., Wunnicke, R. & Ziegenhagen, M. (2015). Widersprechen! Aber wie?. Argumentationstraining gegen rechte Parolen. In Bundeszentrale für politische Bildung (Hrsg.), *Widersprechen! Aber wie?. Praxishandbuch* (S. 2-60). Berlin. Bundeszentrale für politische Bildung.

DBfK Südwest (2018). *Positionspapier zur Stärkung der ethischen Handlungskompetenz in der Pflege.* Stuttgart.

Decker, F. & Lewandowsky, M. (2009). *Populismus. Erscheinungsformen, Entstehungshintergründe und Folgen eines politischen Phänomens.* Verfügbar unter https://www.bpb.de/41192/was-ist-rechtspopulismus [06.11.2021]

Decker, F. & Lewandowsky, M. (2017). *Rechtspopulismus: Erscheinungsformen, Ursachen und Gegenstrategien*. Verfügbar unter https://www.bpb.de/politik/extremismus/rechtspopulismus/240089/rechtspopulismus-erscheinungsformen-ursachen-und-gegenstrategien [06.11.2021]

Dudenredaktion (o.J.). *Konfrontation*. Verfügbar unter https://www.duden.de/rechtschreibung/Konfrontation [06.11.2021]

ICN: International Council of Nurses (2021). *Der ICN-Ethikkodex für Pflegefachpersonen*. Verfügbar unter https://www.dbfk.de/media/docs/download/Internationales/ICN_Code-of-Ethics_DE_WEB_clean.pdf [06.11.2021]

Kreis, J. (2007). *Zur Messung von rechtsextremer Einstellung. Probleme und Kontroversen am Beispiel zweier Studien. Arbeitshefte aus dem Otto-Stammer-Zentrum, 12,* DOI 10.17169/REFUBIUM-23175

KrPflG (2003). Krankenpflegegesetz vom 19.07.2003, BGBl. I, S. 1442.

LfV Hessen: Landesamt für Verfassungsschutz (LfV) Hessen. *Radikalismus / Extremismus*. Verfügbar unter https://lfv.hessen.de/radikalismus-extremismus [06.11.2021]

Nandlinger, G. (2008). *Wann spricht man von Rechtsextremismus, Rechtsradikalismus oder Neonazismus....?*. Verfügbar unter https://www.bpb.de/politik/extremismus/rechtsextremismus/41312/was-ist-rechtsextrem?p=all [06.11.2021]

Oelke, U., Ruwe, G. & Scheller, I. (2000): *Tabuthemen als Gegenstand szenischen Lernens in der Pflege. Theorie und Praxis eines neuen pflegedidaktischen Ansatzes.* Bern: Huber.

PflAPrV (2018). Pflegeberufe-Ausbildungs- und -Prüfungsverordnung vom 02.10.2018, BGBl. I, S. 1572.

PflBG (2017). Pflegeberufegesetz vom 17.07.2017, i.d.F.v. 24.02.2021, BGBl. I, S. 274.

Pilarek, P. (2021). *Was denken Rechtsextreme?. Themenblätter im Unterricht, 126.* Berlin: Bundeszentrale für politische Bildung.

Rahner, J. (2020). *Praxishandbuch Resilienz in der Jugendarbeit. Widerstandsfähigkeit gegen Extremismus und Ideologien der Ungleichheiten.* Weinheim: Beltz Juventa.

Salzeborn, S. (2018). Rechtsextremismus? Rechtsradikalismus? Rechtspopulismus? Neonazismus? Neofaschismus?. Begriffsverständnisse in der Diskussion. In Baron, Drücker & Seng (Hrsg.), *Das Extremismusmodell. Über seine Wirkung und Alternativen in der politischen (Jugend-)Bildung und der Jugendarbeit* (S. 5-9). Düsseldorf: Düssel-Druck.

Salzeborn, S. (2020). *Rechtsextremismus. Erscheinungsformen und Erklärungsansätze* (4. Aufl.). Baden-Baden: Nomos.

Schedler, J. (2019). Rechtsextremismus, Rechtsradikalismus, Extreme Rechte, Rechtspopulismus, Neue Rechte?. Eine notwendige Klärung für die politische Bildung. In Achour, S., Elverich, G., Jordan, A. & Schedler, J. (Hrsg.), *Rechtsextremismus in Schule, Unterricht und Lehrkräftebildung* (S. 19-39). Wiesbaden: Springer VS.

Stöss, R. (2000). *Rechtsextremismus im vereinten Deutschland (3. Aufl.).* Berlin: Friedrich-Ebert-Stiftung.

Wolrab, J. (2015). Widersprechen! Aber wie? Argumentationstraining gegen rechte Parolen. In Bundeszentrale für politische Bildung (Hrsg.), *Widersprechen! Aber wie?. Begleitheft* (S. 6-13). Berlin: Bundeszentrale für politische Bildung.

Virchow. (2016). „Rechtsextremismus": Begriffe - Forschungsfelder - Kontroversen. In Häuser, Langenbach & Virchow (Hrsg.), *Handbuch Rechtsextremismus* (S. 5-41). Wiesbaden: Springer VS.

Anlagenverzeichnis

Anmerkung der Redaktion: Die Anlagen 1 und 2 wurden aus urheberrechtlichen Gründen entfernt.

- Erarbeiten von Grundlagenwissen und Argumentationstechniken mit den Themenblättern „Was denken Rechtsextreme"
- Anwenden der erlernten Handlungsoptionen an einem Fallbeispiel zuerst mit aktiver Konfrontation in einer öffentlichen Situation, dann in einer Pflegesituation
- Die Gefühlslage sowohl der zu Pflegenden als auch der Pflegefachkräfte herausarbeiten und feststellen, dass o.g. Handlungsoptionen im Pflegealltag problematisch sind
- Ergründen pflegeethischer Aspekt anhand von Medizinethischen Prinzipien, Charta der Rechte hilfe- und pflegebedürftiger Menschen und ICN-Ethikkodex
- Herausarbeiten der Problematik der Konfrontation von Pflegefachkräften mit Rechtsextremismus im Zusammenhang mit Pflegeethik
- Durchführung des Seminars „Widersprechen! Aber wie?".
- Erarbeiten, dass eine wertschätzende Haltung trotz Widersprechens möglich und im pflegeethischen Sinne notwendig ist.
- Szene passiver Konfrontation aus der Einleitung der Hausarbeit vorgeben und den Nutzen bisher erlernter Handlungsoptionen daran diskutieren
- Feststellen, dass bisher erlernte Handlungsoptionen nicht ausreichen, um eigene Gefühle zu bearbeiten
- Szene passiver Konfrontation erneut in szenischer Rekonstruktion bearbeiten mit Schwerpunkt auf die Gefühlslage der Pflegenden
- Dabei zu Tage tretende negative oder gewaltsame Gedanken als menschlich begreifen
- Szenisches Spiel als Methode etablieren, die es ermöglicht im Verlauf der Ausbildung durch die Bearbeitung verschiedener Erlebnisse der Auszubildenden im Arbeitsalltag das eigene Handlungsrepertoire unter Beachtung pflegeethischer Aspekte zu erweitern und zu einer professionellen, wertschätzenden Haltung zu finden

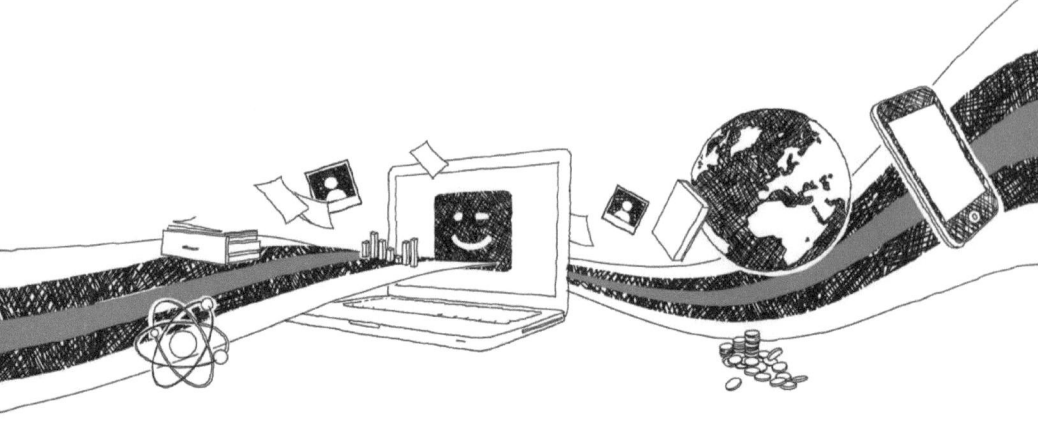
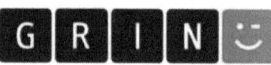